AF611295

TRAITEMENT

DES

AFFECTIONS DU PRÉPUCE

PAR L'ORLATOMIE

PAR

Le Dr HANDVOGEL

PARIS
ADRIEN DELAHAYE, LIBRAIRE-ÉDITEUR
PLACE DE L'ÉCOLE-DE-MÉDECINE

1873

TRAITEMENT

DES

AFFECTIONS DU PRÉPUCE

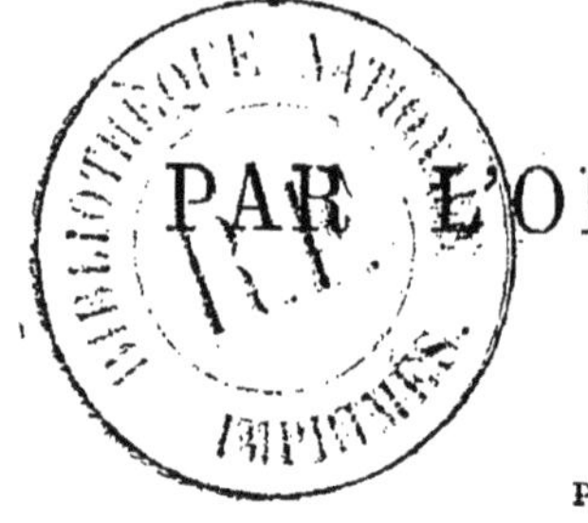

PAR L'ORLATOMIE

PAR

Le Dr HANDVOGEL

PARIS
ADRIEN DELAHAYE, LIBRAIRE-EDITEUR
PLACE DE L'ÉCOLE-DE-MÉDECINE.

1873

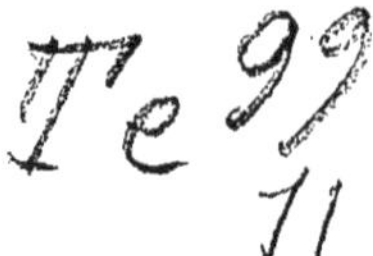

A

MONSIEUR PHILIPPE RICORD

Grand officier de la Légion d'Honneur,
Chirurgien honoraire de l'hôpital du Midi,
Membre de l'Académie de médecine, etc.

HOMMAGE DE L'AUTEUR.

CHER CONFRÈRE

Votre travail m'a paru très-intéressant.

RICORD.

PRÉFACE.

Le titre de cet opuscule excitera, sans nul doute, la curiosité de plus d'un confrère. Quelles sont les affections à traiter et quel est le mode opératoire que propose l'auteur ?

Nous devons, avant tout, donner au lecteur l'étymologie du mot orlatomie.

Cette dénomination est composée du mot hébreu ערלה orla, prépuce, et du verbe grec τέμνειν (parfait τέτομα) couper ; de là, orlatomie.

Nous nous attendons bien à provoquer les réclamations de quelques puristes qui crieront au barbarisme ; mais peu nous importe, cette dénomination nous paraît plus conforme à l'action que l'on veut exprimer. Le mot circoncision ne rend pas d'une façon assez précise l'idée que nous voulons désigner. Orlatomie ne peut signifier autre chose qu'ablation du prépuce.

Cette raison nous paraît justifier suffisament le changement de nom que nous proposons.

Dans le courant de cet opuscule, nous avons suivi la marche de l'opération elle-même, en la prenant à son origine et dans toutes ses phases jusqu'à nos jours, la suivant de siècle en siècle.

Dès le début de notre carrière, par une circonstance fortuite, notre attention a été appelée sur les affections des parties génitales de l'homme. Depuis cette époque, nous n'avons laissé passer aucune occasion d'observer toutes les méthodes opératoires, appliquées aux phimosis et paraphimosis.

Après avoir bien étudié la question de l'orlatomie, l'examinant théoriquement et pratiquement dans toutes ses phases, nous avons acquis la certitude que cette opération est une institution d'origine essentiellement hébraïque, malgré tout ce que pourraient dire quelques archéologistes, dont les arguments reposent sur des preuves sans base bien assurée.

Le procédé que nous employons depuis longtemps nous paraît réunir tous les avantages désirables, autant pour le malade que pour le chirurgien ; la simplicité du mode opéraroire d'un côté, la guérison prompte de la plaie de l'autre, en sont le meilleur témoignage.

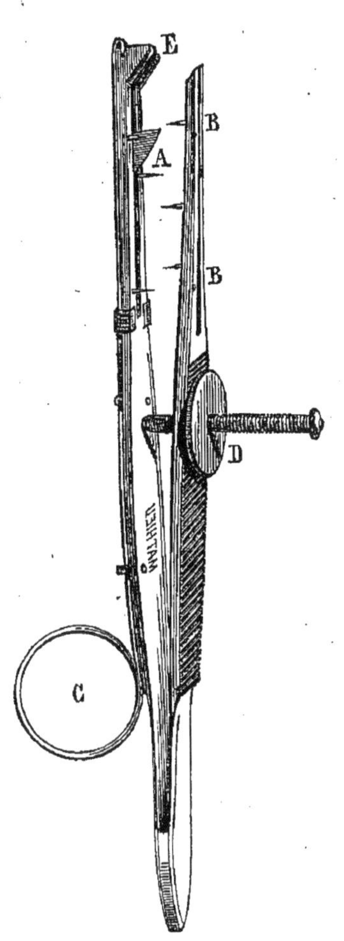
E
B
A
B
D
WALTHER
C

DE L'ORLATOMIE

VULGAIREMENT CIRCONCISION

INTRODUCTION.

En examinant la question de la circoncision, sans prévention aucune, on est frappé à la fois d'étonnement, d'admiration et de respect en présence de cette loi dogmatique, demeurée inébranlable pendant des milliers d'années. — Comment a-t-elle pu se maintenir malgré les persécutions, les haines, les sarcasmes et les calomnies, et parvenir jusqu'au XIXe siècle de l'ère chrétienne dans toute son intégrité, dans toute sa force?

C'est une chose qui mérite évidemment d'être approfondie par les antagonistes de bonne foi, par ceux qui sont plus ou moins intéressés à s'affranchir de cette prescription hygiénico-religieuse. Est-il admissible que des générations sans nombre, tant chez les Israélites de toutes nations que chez les Turcs, les Arabes et d'autres peuples encore, observent et respectent une pareille loi uniquement par fanatisme? Une semblable hypothèse, acceptable peut-être pour ce qui regarde les temps primitifs, ne peut plus l'être à l'époque où nous vivons. Attribuer la circoncision à ce seul motif serait faire injure à la civilisation de notre siècle et méconnaître volontairement l'esprit du temps.

Mais, nous demandera-t-on, quelle est donc la raison de l'étonnante vitalité de ce dogme ?

La réponse à cette question se trouve à chaque page de la Bible, de ce livre divin qui renferme les premiers germes de la civilisation, qui pose les premiers jalons de l'organisation sociale.

Oui, il suffit de l'étudier, de se pénétrer de son véritable esprit, pour reconnaître que le Pentateuque ne contient aucune prescription qui n'ait eu en vue la multiplication et la consolidation d'une famille religieuse, capable de devenir une nation forte, indépendante et civilisée. — C'est là le but essentiel de toutes les lois du grand, de l'immortel législateur.

Connaissant parfaitement l'esprit, les qualités et les défauts du peuple qu'il avait à constituer et à instruire, Moïse revêtit toutes ses institutions d'un caractère religieux, et les donna aux Israélites comme émanant de Jehova, dont elles étaient incontestablement l'inspiration.

Tel était l'état de dégradation morale, où était tombé le peuple hébreu par suite de sa longue captivité en Egypte, qu'il ne pouvait être gouverné que par un pouvoir théocratique.

Le génie de Moïse avait compris que le salut et le relèvement de la nation israélite exigeaient impérieusement que les lois politiques, administratives et hygiéniques dépendissent immédiatement de l'Être suprême ; aussi concentra-t-il tous les pouvoirs dans l'unique et toute puissante volonté du Créateur, et il se présenta toujours aux Hébreux comme n'étant que le délégué et l'interprète de sa volonté.

En rédigeant ses lois, Moïse consacra de nombreux usages et des coutumes utiles, introduites en Egypte par les enfants de Jacob, et que ceux-ci observaient depuis le temps des patriarches.

Parmi ces lois, on compte en première ligne la circoncision ou orlatomie, inaugurée par Abraham, qui, selon l'Ecriture sainte, se conformant aux prescriptions de l'Eternel, s'était circoncis lui-même, puis avait soumis à la même opération tout le personnel mâle de sa maison.

Il est inadmissible que le Créateur ait commandé une loi préjudiciable à l'accroissement de l'espèce humaine, tandis que le contraire est certain à tous les points de vue, car Dieu ayant dit : « Croissez et multipliez-vous, » toutes les lois inspirées par lui devaient tendre à l'accomplissement de sa volonté.

On peut donc conclure que l'orlatomie, considérée au point de vue médico-physiologique, avait éminemment ce caractère dans la pensée du législateur hébreu.

C'est ce que nous pourrons encore mieux constater en étudiant la partie historique de l'orlatomie.

ORIGINE ET HISTOIRE DE L'ORLATOMIE.

Pour juger sans partialité la question de l'orlatomie, il est utile, croyons-nous, d'examiner son histoire sous le triple rapport de la religion, de la société et de la médecine.

La circoncision est essentiellement liée à la religion ;

car c'est en quelque sorte sous forme d'un dogme qu'elle nous est présentée dans la Bible.

Loin de nous la pensée de lui enlever ce caractère. Mais comme l'esprit moderne prétend tout soumettre au contrôle de sa science, sans en excepter les préceptes religieux, il faut, s'il nous est permis de nous exprimer ainsi, obtenir pour eux une nouvelle sanction de l'opinion publique.

Nous l'essayerons pour ce qui concerne l'orlatomie, que nous croyons un des premiers dogmes bibliques qui redoutent le moins le contrôle des idées modernes.

HISTOIRE.

Tout porte à croire que l'idée de se circoncire fut inspirée à Abraham lorsqu'il avait atteint l'âge de 99 ans; un motif difficile à préciser, mais qu'on peut aisément supposer, paraît l'y avoir déterminé.

La partie du corps humain où se pratique la circoncision est exposée à des difformités, à des affections multiples que souvent l'homme apporte avec lui en naissant. Quelqu'une d'elles, selon toute probabilité, nécessita la première circoncision. On peut présumer aussi qu'Abraham, voulant épargner par la suite à son fils Isaac les inconvénients de pareilles infirmités, résolut de l'opérer le huitième jour de sa naissance (terme devenu, par la suite, obligatoire pour cette cérémonie chez les Israélites).

Le nouveau succès de cette opération ayant affermi la confiance du patriarche dans une pratique venue de l'inspiration divine, il y soumit tout le personnel mâle de sa tribu.

Les effets salutaires de l'orlatomie ayant été dûment constatés, elle fut religieusement consacrée et observée par les générations suivantes, jusqu'à la captivité en Égypte.

Après la sortie d'Égypte, le législateur hébreu la consacra de nouveau dans le Pentateuque, peut-être à l'occasion d'un danger dont son fils avait été menacé, et au sujet duquel Sephora, sa femme, s'était empressée elle-même d'opérer l'enfant (Exode, chap. IV, vers. 25); cette hypothèse ne nous semble pas éloignée de la vérité.

Il est incontestable que les autres nations de l'Orient avec lesquelles les Israélites étaient souvent en relation, les Éthiopiens et autres, reconnaissant l'importance de cette mesure salutaire et essentiellement hygiénique, l'ont adoptée à leur tour.

Afin de lui rendre hommage aux yeux de toutes les nations et de perpétuer ainsi son usage, ces peuples inscrivirent le bienfait de l'orlatomie sur leurs monuments, ainsi qu'ils avaient la coutume de le faire pour consacrer le souvenir de tout événement remarquable.

On sait que les descendants d'Abraham avaient de fréquentes communications avec les Égyptiens pour les approvisionnements de vivres; ces relations s'accrurent encore, lorsque Joseph, administrant l'Égypte, y attira, à la suite de sa famille, tout le peuple nomade des Hébreux, qui finit par s'y établir à Gessen.

A la mort de Joseph, les Israélites devinrent tributaires de l'Égypte, où ils furent retenus durant 430 ans dans la plus dure captivité. Le gouvernement égyptien, voulant réduire et empêcher l'accroissement d'un peuple qui lui inspirait des inquiétudes pour l'avenir, lui interdit la circoncision.

Cette opération fut réservée exclusivement à la caste des prêtres supérieurs et à celle des guerriers. C'est donc à cette époque que les descendants d'Abraham furent forcés pour la première fois de suspendre la circoncision, laquelle ne fut reprise que par Josué, à l'entrée des Israélites dans la terre promise (Josué, chap. V, vers 2 et 7), et à partir de cette époque elle fut strictement observée pendant plus de douze siècles.

Après la destruction du temple par Titus (an 70 de l'ère chrétienne), lorsque par des guerres réitérées les Israélites se trouvèrent en contact avec d'autres peuples, ils adoptèrent leurs habitudes et leurs coutumes, étrangères aux institutions bibliques. (La discussion qui s'est élevée au concile de Jérusalem entre saint Paul et saint Pierre nous paraît tout à fait en dehors de la question qui nous occupe).

Durant les persécutions sans nombre qu'a subies le peuple hébreu, tant sous les Pharaons que sous la domination romaine, l'orlatomie a bien des fois été suspendue, mais jamais complètement abandonnée. Seulement, toutes ces péripéties ont empêché les Israélites de profiter des progrès de la chirurgie pour perfectionner et modifier cette opération (1).

Depuis que la civilisation et la science ont réduit à

(1) Il n'y a que les hahamimes ou talmudistes qui, s'étant aperçus que la simple ablation provoquait quelquefois des accidents hémorrhagiques, établirent le mode opératoire suivant : 1° Hituk, couper; 2° Priah, déchirer; 3° Metzitzah, sucer. Ils voulaient aussi combattre par ce moyen la pratique de beaucoup d'Israélites qui, pour ne pas être reconnus comme hébreux aux

néant d'absurdes préjugés, des hommes éclairés ont examiné la question de la circoncision, sa raison d'être et son utilité réelle, sous le rapport scientifique et social.

On n'a plus considéré l'ablation du prépuce comme un acte essentiellement religieux, mais comme un procédé apte surtout à prévenir bien des maladies ou à remédier à certaines infirmités des parties génitales. C'est pourtant ce que certains savants bien connus par leur piété outrée (Hallé), soit par esprit de parti, soit par fanatisme religieux, n'ont jamais voulu admettre.

Il est vraiment curieux, il est pénible de voir comment dans le dernier siècle les hommes de l'art, même d'un mérite incontestable, ont proposé dans leurs enseignements les modes d'opération les plus variés, les plus compliqués, pour lutter contre une foule d'affections des parties génitales de l'homme, maladies qu'on pouvait guérir plus simplement et avec moins de souffrance pour les malades par l'orlatomie. Ainsi, Jean-Louis Petit, dans son *Traité des maladies chirurgicales*, se donne beaucoup de peine pour expliquer diverses opérations applicables à des difformités innées ou causées par des maladies de la verge, aussi bien que pour combattre plusieurs variétés d'affections de ces organes, faisant des efforts d'imagination pour inventer des procédés nouveaux plutôt que de recourir à

jeux olympiques, se permettaient de reconstituer leur prépuce. De cette époque datent les trois temps de l'opération : première modification introduite par les talmudistes. C'est sous cette forme que l'orlatomie a toujours eté pratiquée par les Israélites jusqu'à ce jour.

l'orlatomie, évitant même d'en parler, comme si cette opération n'était pas encore connue (1).

Le Dr Antoine Louis eut le premier ce courage d'un savant loyal, comme on le voit par une conversation qu'il eut avec l'infortuné Louis XVI, lequel, chagriné de la stérilité de la reine Marie-Antoinette après cinq années de mariage, interpella un jour et avec humeur son premier médecin sur les causes de cette stérilité.

Cette conversation se trouve textuellement rapportée dans les mémoires de Léonard, l'indiscret coiffeur de la cour. Elle fait honneur au Dr Antoine Louis qui, se mettant en cette circonstance au-dessus des préjugés, rendit service à l'humanité et à la science en reconnaissant les bienfaits de la circoncision.

DE L'ORLATOMIE.

L'orlatomie ou circoncision est l'opération qui consiste à enlever, par la section, le sommet du prépuce, de l'orla, afin de mettre le gland à découvert.

La nécessité de la dénudation de cette partie des organes génitaux de l'homme s'est fait sentir dès les premiers âges de la race humaine.

Il est certain qu'avant la découverte de l'orlatomie les hommes primitifs ont dû fréquemment souffrir, surtout dans les pays de l'Orient, des inconvénients résultant, d'une part, des diverses difformités naturelles de l'organe génital, et, d'autre part, de l'igno-

(1) Cette omission de la part d'un homme tel que J.-Louis Petit est-elle volontaire ? ou est-elle l'effet d'un oubli ? Nous laissons aux hommes impartiaux et compétents le soin de juger ; toujours est-il qu'il y a lieu de la regretter.

rance de toutes les notions hygiéniques et médicales. Ce sont ces considérations qui, ainsi que nous l'avons dit, déterminèrent Abraham, quoique déjà vieux, à s'opérer lui-même et à opérer son fils Ismaël.

Mais, avant d'aborder la pratique de l'orlatomie, nous essayerons préalablement de rappeler les diverses formes anormales des parties génitales que l'homme apporte en naissant, puis celles que peuvent déterminer les maladies, nécessitant les unes et les autres l'intervention de la chirurgie. Pour remplir le but qui paraît lui avoir été assigné par la nature, le prépuce doit être souple, d'une longueur proportionnée au gland qu'il est destiné à protéger. Des observations presque journalières nous montrent qu'il n'en est pas toujours ainsi, qu'au contraire il n'y a pas une partie du corps humain qui présente autant de variétés que cette membrane dans sa forme anatomique, soit à la surface muqueuse, soit à la surface cutanée.

DES DIVERSES ANOMALIES DU PRÉPUCE.

1° Longueur démesurée du prépuce; 2° étroitesse anormale du canal préputial; 3° occlusion complète du canal préputial; 4° adhérence partielle ou générale du prépuce au gland; 5° inflammation de la membrane muqueuse balano-préputiale avec sécrétion anormale; 6° rapport anormal de l'orifice de l'urèthre avec celui du canal préputial; 7° furoncle du prépuce; 8° calcul simple ou multiple du prépuce. Nous n'avons pas jugé utile pour le moment de parler d'autres affections du prépuce, telles qu'épithéliomes, cancers, végétations, herpès, eczémas, etc.

Ces affections n'entrent pas dans le domaine de l'orlatomie, car cette opération ne modifie pas l'état constitutionnel du malade.

La longueur disproportionnée du prépuce prédispose les individus à une inflammation de la cavité préputiale, qui peut devenir sérieuse, surtout si ce canal est trop étroit.

On a vu survenir chez des adultes, à la suite d'une disposition de cette nature, des balanites se compliquant ensuite d'infiltration, d'érysipèle et d'autres accidents graves. C'est à quoi sont particulièrement exposés les individus cachectiques.

L'occlusion de l'orifice du canal préputial est peu fréquente et elle ne s'étend ordinairement pas au-delà de l'épiderme. Ce n'est que très-rarement que l'occlusion comprend le canal de l'urèthre dans toute son étendue. Le dernier cas d'occlusion d'orifice préputial que nous ayons observé était, le 27 mai 1869, chez un enfant, que nous avons opéré avec succès, à peu près quarante-huit heures après sa naissance.

Madame X..., sage-femme, nous présente un petit garçon, né la veille au soir, et qui, tout en ayant l'apparence d'une bonne santé, ne cessait de se plaindre.

A l'heure de notre visite, environ vingt-quatre heures après sa naissance, l'enfant n'avait pas encore uriné.

En l'examinant avec soin, nous avons constaté : 1° une tension notable de tout l'abdomen; 2° la région sus-pubienne sensible et légèrement proéminente; lorsqu'on appuyait un peu sur elle, l'enfant se plaignait.

Cette remarque, jointe à la déclaration de l'accouchée que l'enfant n'avait pas encore uriné depuis sa naissance, appela notre attention du côté de l'appareil génito-urinaire. Nous cherchâmes vainement l'orifice du canal urinaire au sommet du prépuce; il n'y avait à sa place qu'une légère dépression.

Nous conseillâmes de procéder immédiatement à l'orlatomie, comme unique moyen de soulager l'enfant instantanément.

L'avis par nous donné avait beaucoup affligé la jeune mère, très-pieuse catholique, qui versait d'abondantes larmes à l'idée de faire circoncire son fils chrétien. Voyant son profond chagrin, nous nous retirâmes en disant que peut-être d'autres confrères trouveraient un autre moyen pour arriver au même résultat. Mais deux autres médecins, tous deux bons chrétiens, conseillèrent le même procédé. Devant cette unanimité d'opinions, la mère, à son grand regret, revint à nous, nous faisant prier d'opérer au plus vite son petit garçon; ce que nous accomplîmes avec plein succès. Trois jours après, l'enfant se portait à merveille. Nous croyons à peine avoir besoin d'ajouter qu'il importe de ne pas retarder cette opération, quand elle est à faire sur un nouveau-né.

L'inflammation de la surface muqueuse du prépuce, avec sécrétions de natures diverses, se rencontre assez fréquemment. Cette sécrétion varie d'aspect et de nature; tantôt elle a beaucoup d'analogie avec les flueurs blanches des petites filles nouvellement nées; d'autres fois, peut-être un peu plus rarement, on trouve le gland couvert d'une couche épaisse, blanche, caséeuse, ayant tout à fait l'apparence de lait caillé. D'autres fois encore la sécrétion balano-préputiale ressemble à du pus provenant d'une plaie en suppuration.

Ces diverses sécrétions produisent parfois, lorsqu'elles sont négligées, des ulcérations, des adhérences partielles ou générales du prépuce avec le gland. Ces adhérences offrent ordinairement peu de résistance chez les enfants. Quelquefois cependant le prépuce est tellement accolé au gland qu'on ne peut séparer les deux surfaces que par le bistouri. Jean-Louis Petit a déjà signalé ces difficultés lors de l'opération du phimosis (1).

Une forme vicieuse du prépuce, heureusement rare, est celle, où, à côté d'une atrophie plus ou moins prononcée du frein, il existe en même temps une longueur disproportionnée du prépuce. Cette anomalie, c'est-à-dire cette double difformité, est d'autant plus fâcheuse, que l'orifice du canal uréthral ne se trouve pas alors en rapport direct avec le canal, qu'on pourrait appeler *supplémentaire*, formé par le prépuce. Cette disposition des parties entrave considérablement toutes les fonctions du pénis.

En cas d'absence complète du frein, l'orifice du canal est ordinairement plus grand et le gland moins développé qu'à l'état normal; il n'a pas non plus la forme habituelle du gland de chêne, dont il a emprunté le nom, et paraît coupé en biseau. Ces cas ne sont pas fréquents; nous en avons cependant observé quelques-uns.

Le furoncle préputial se rencontre plus fréquemment dans les climats chauds. On dit qu'Apion, écrivain égyptien et grand ennemi des Juifs et de la circoncision, est mort d'un furoncle préputial. On

(1) Traité des maladies chirurgicales et des opérations qui leur conviennent. Ouvrage posthume, 1740.

n'observe pas dans nos contrées cette maladie sous la forme pernicieuse qu'elle affecte dans les régions orientales. Cette partie de la peau de la verge contenant une multitude de follicules sébacés, ceux-ci s'enflamment sous l'influence de certaines conditions climatériques et du manque de propreté. Une circonstance digne de remarque, c'est le choix du lieu où se développent les tumeurs furonculeuses. Nous avons observé dans notre longue pratique médicale que c'est vers le sommet du prépuce, sur le limbe, qu'elles siégent de préférence.

Il nous reste encore à dire quelques mots d'une affection du prépuce, laquelle se rencontre presque dans les mêmes proportions chez les enfants que chez les adultes. Nous voulons parler de l'affection calculeuse du prépuce. On trouve quelquefois chez de tout jeunes garçons, entre le prépuce et le gland, tout à fait à la base de celui-ci, des concrétions graveleuses, qui acquièrent parfois assez de volume pour gêner et même entraver l'émission des urines. Ces concrétions, simples ou multiples, ont souvent pour noyau une petite parcelle de smegma, sécrété par le grand nombre de petites glandes de cette région.

Telles sont, à peu de chose près, les diverses affections ou irrégularités qui nous ont paru dignes d'être signalées à l'attention particulière des chirurgiens.

Parmi les formes anormales du prépuce dont nous venons de parler, il y en a qui appartiennent presque exclusivement à l'enfance, savoir : 1° occlusion de l'orifice préputial; 2° longueur anormale du prépuce. Mais les autres affections de cette partie de l'organe, mentionnées plus haut, peuvent se rencontrer chez les hommes de tout âge.

DES DIFFÉRENTES MÉTHODES OPÉRATOIRES.

Nous connaissons déjà, d'autre part, la façon de procéder des chirurgiens du siècle dernier dans la nosologie des diverses affections du prépuce et du pénis. Actuellement passons en revue les différentes méthodes opératoires, depuis les temps les plus reculés jusqu'à nos jours. Dans notre exposé historique de l'orlatomie, nous avons désigné Abraham comme le véritable initiateur de cette opération. Mais la Bible ne nous transmet le fait que sous forme d'apophthegme (Genèse, chap. XVII, vers. 11). « Vous couperez la chair de votre prépuce, cela sera un signe d'alliance entre vous et moi. »

Une preuve que les Hébreux pratiquaient longtemps avant Moïse, non-seulement la circoncision, mais probablement aussi d'autres opérations chirurgicales, se trouve dans la Bible (Genèse, chap. XXXIV, vers. 25). « Mais il arriva *au troisième jour quand ils étaient dans la douleur* (FIÈVRE), que deux des enfants de Jacob, Simon et Lévy, frères de Dinah, etc. » Ce qui démontre assez qu'ils connaissaient déjà la réaction que produit sur l'organisme l'effet d'une opération, c'est-à-dire la fièvre traumatique.

Le mode opératoire primitif consistait dans la simple ablation du prépuce à l'aide d'un couteau en silex aiguisé, moyen que les premiers israélites avaient employé durant des siècles, jusqu'à l'époque des Hahamimes ou Talmudistes, savants juifs qui, comme on sait, commentèrent et expliquèrent toutes les lois bibliques. Ces docteurs, d'une érudition très-étendue, modifièrent le procédé de l'orlatomie de la façon suivante. Ils divisèrent l'opération de la circoncision en trois temps : 1er temps, ablation du sommet du prépuce (Hituk); 2e temps, dénudation du gland de la lame muqueuse du prépuce (Priah); 3e temps, succion de la plaie (Metzitzah), comme moyen hémostatatique habituellement usité à cette époque pour toute espèce de plaie (1).

Ce procédé, qui porte déjà l'empreinte d'une méthode opératoire en règle, ainsi qu'on le verra plus bas, prouve suffisamment que les Hahamimes s'occupaient sérieusement des études médicales. Aussi leur manière d'opérer est-elle restée en usage jusqu'à présent chez beaucoup d'Israélites de divers pays. Nous disons les Israélites, car les autres peuples, qui ont adopté l'orlatomie, n'ont pas connu ou n'ont pas voulu accepter les modifications des Talmudistes. Ils ont employé des procédés spéciaux imaginés par eux, et plus en rapport avec leur civilisation, procédés que nous examinerons plus tard.

Quant aux Talmudistes, ayant sans doute éprouvé l'insuffisance des moyens mis en usage par Abraham, et des accidents étant résultés de ce mode opératoire, ils ont, ainsi que nous l'avons dit plus haut, divisé l'opération de l'orlatomie en trois temps, qui sont : 1° l'ablation; 2° la dénudation; et enfin 3° la succion.

1° *L'ablation.* — L'opérateur, saisissant le prépuce avec l'index et le pouce de la main gauche, en faisait l'ablation avec la main droite. Par ce premier acte, le

(1) Plus haut, page 12, nous avons fait connaître une des raisons qui ont provoqué cette modification de la part des docteurs hébreux.

repli préputial est divisé en deux lames, une première, externe ou cutanée, qui retombe ordinairement, aussitôt la section faite, jusque vers la base du gland; une deuxième, interne ou muqueuse, qui reste adhérente au gland.

2° *La dénudation.* — Elle consistait à débarrasser le gland de la seconde lame du prépuce, que nous avons appelée lame muqueuse. Les anciens, en déchirant cette deuxième lame de l'orla avec les ongles, rabattaient les deux lambeaux jusque vers la base du gland.

3° *La succion.* — Vient enfin le dernier temps de l'opération, la succion, moyen hémostatique d'instinct primitif. Pour la faire, l'opérateur prenait préalablement une gorgée de vin dans la bouche pour en baigner toute la surface de la plaie en la suçant, il renouvelait deux ou trois fois cette opération, ensuite il pansait la plaie avec de petits linges appropriés à cet effet.

Les partisans de l'orlatomie, autres que les Israélites, tout en acceptant le principe de l'orlatomie, n'admettent pas le terme du huitième jour après la naissance qu'indique la Bible, ni le mode opératoire recommandé plus tard par les Hahamimes, prescription que beaucoup d'Israélites suivent encore de nos jours.

Les Arabes, les Turcs, les Éthiopiens et autres ne soumettent leurs enfants à l'orlatomie que vers l'âge de 7 à 10 ou 13 ans, et quelquefois même plus tard, l'époque n'étant pas rigoureusement déterminée par le Coran, non plus que la manière d'opérer, qui varie selon le pays et les circonstances. Dans certaines contrées, à Constantinople par exemple, il était d'usage, lorsqu'un fils de sultan ou de quelque autre grand personnage devait être soumis à l'opération de l'orlatomie, qu'on plantât des tentes, sous lesquelles un nombre suffisant de lits étaient dressés pour recevoir tous les jeunes gens de la ville et des environs, âgés de 7 à 13 ans, qu'on opérait en même temps et le même jour que le fils du sultan, lequel à cette occasion faisait distribuer aux enfants opérés une petite somme d'argent et un habillement complet. Nous ignorons si cet usage est encore pratiqué aujourd'hui, il l'était il n'y a pas longtemps. Les ulémas faisaient alors le même jour de 100 à 150 opérations et plus. Ces personnages, qui remplissent une mission purement religieuse prescrite par le Coran, ne possédant d'ailleurs aucune connaissance chirurgicale, avaient appris aux dépens de leurs opérés que, toute simple qu'elle paraisse, cette opération n'est pas toujours exempte de danger. Aussi, instruits par l'expérience, les ulémas ont-ils adopté certaines méthodes plus ou moins efficaces pour prévenir les accidents.

Voici comment procèdent ces opérateurs.

1er procédé.—L'individu à circoncire étant couché sur le dos, l'opérateur saisit avec l'index et le pouce de la main gauche le sommet du prépuce, le lie fortement avec une ficelle; ensuite il passe cette ficelle suivie du nœud fait au prépuce à travers un disque en bois préparé *ad hoc*. Cette diposition prise, l'opérateur fait la section du prépuce entre le nœud et le disque. De cette façon, la portion enlevée reste après la ficelle et le gland est respecté.

2e procédé. — Pour plus de sûreté, d'autres se servent de deux disques. Après avoir passé la ficelle et le nœud par le trou central d'un premier disque, ils en appliquent un second de la même manière que le premier, ensuite ils font la section du prépuce entre les deux disques.

3e procédé. — Ce que nous venons d'indiquer comme se pratiquant au moyen de disques, quelques peuples l'exécutent par de simples nœuds. Après avoir noué le sommet du prépuce, l'opérateur tire davantage vers lui la membrane préputiale, puis, au moyen d'une autre ficelle, fait un second nœud et coupe le prépuce entre les deux nœuds, tout près cependant du second, de façon qu'on puisse retirer la seconde ficelle sans difficulté, aussitôt la section du prépuce faite.

Tous les procédés que nous venons de rapporter, hormis celui des Israélites, ne reposaient, ainsi que nous venons de le voir, sur aucune donnée scientifique. Ce qui préoccupait surtout les opérateurs de n'importe quelle religion, c'était : 1° de faire la dénudation du gland ; 2° en faisant l'ablation du prépuce, de ne pas blesser le gland et de ne pas provoquer par la suite des accidents fâcheux.

L'insuffisance des procédés opératoires contre le phimosis s'était manifesté de bonne heure. Ces procédés se ressemblaient plus ou moins. Parmi les chirurgiens, les uns fendaient le prépuce près du frein, depuis l'orifice jusqu'à la base du gland. D'autres faisaient cette incision du côté du dos de la verge. D'autres encore conseillaient d'inciser le prépuce latéralement des deux côtés. Les nombreux inconvénients résultant de tous ces modes d'opérer ont donné l'idée aux praticiens de remplacer les incisions par des excisions, de façon à éviter les lambeaux gênants et disgracieux que laissaient les incisions.

L'excision partielle se faisait en forme de V ou demi-lune, au moyen des ciseaux ou avec le bistouri.

Pas plus que les incisions, les excisions ne répondaient d'une manière suffisante à l'attente des praticiens, par la simple raison que les malades, tout en subissant une opération, n'étaient pas complètement exempts de tous les inconvénients résultant du phimosis. Les lambeaux restants ne donnaient pas seulement aux parties un aspect difforme et gênant, mais l'opération en elle-même ne procurait pas les avantages qu'on en avait espérés. De là diverses modifications ont été proposées. Mais on a eu beau chercher à écarter l'antique procédé des Hébreux, les chirurgiens les plus habiles n'y sont pas encore parvenus, et actuellement tous les opérateurs, à peu d'exceptions près, sont d'accord sur ce fait que le mode indiqué par l'Écriture Sainte, modifié postérieurement par le Talmud, est un des plus pratiques comme aussi des plus expéditifs parmi tous les moyens proposés contre le phimosis.

La preuve la plus convaincante de ce que nous avançons, nous la trouvons dans le procédé opératoire indiqué à la fin du siècle dernier par Antoine Louis, procédé mis en pratique et considérablement perfectionné par notre illustre et vénéré maître, Philippe Ricord. C'est lui qui, abandonnant résolûment toutes les incisions et excisions de toute espèce, a commencé franchement à appliquer la circoncision en la mettant au niveau de la science chirurgicale actuelle, reconnaissant par une longue série d'expériences que c'est le meilleur et le plus sûr moyen de guérir la difformité du phimosis, et, avec elle, tous les maux qui en dérivent. M. Ricord, en approuvant hautement le principe de la circoncision, n'admet, bien entendu, ni le terme fixé, ni toutes les conditions accessoires prescrites par les Talmudistes.

D'ailleurs, voici comment s'exprime l'auteur du *Traité pratique des maladies vénériennes*, publié en 1838, à l'article « Phimosis. »

« Donnant la préférence à la circoncision, voici le procédé que j'emploie :

Premier temps. — La verge étant dans le relâchement, sans faire éprouver de traction à la peau qui forme le prépuce, je trace, avec de l'encre, une ligne qui suit, dans toute sa circonférence, la direction oblique de la base du gland, à deux lignes de distance et en avant de cette base.

Second temps. — Cela étant fait, j'attire le prépuce en avant et je le fixe entre les mors d'une pince à pansement, placée immédiatement au-devant du gland et derrière la ligne tracée à l'encre, dont elle suit la direction. Cette pince est tenue par un aide, les anneaux du côté de la face dorsale de la verge, et non traversalement, comme on l'a proposé dans un autre procédé.

Troisième temps. — La portion du prépuce, qui

dépasse les mors de la pince, est alors saisie par l'opérateur avec les doigts de la main gauche, tandis que la main droite, armée d'un bistouri droit, en fait la section, en suivant la direction oblique des pinces qui, placées en avant du gland, le défendent et servent en quelque sorte de règle au bistouri.

Quatrième temps. — Après cette section, la doublure muqueuse, qui, par sa disposition anatomique, ne se laisse pas entraîner en avant comme la peau, reste entière sur le gland qu'elle recouvre, et on doit la diviser si on ne veut pas s'exposer à un phimosis ou à un paraphimosis secondaire. Pour pratiquer ce temps de l'opération, je fends d'un seul trait, et avec des ciseaux, cette muqueuse sur la face dorsale du gland et jusqu'à sa base. Saisissant ensuite, l'un après l'autre, les lambeaux résultant de la division que je viens d'indiquer, j'en pratique la résection de chaque côté, en rasant la couronne du gland jusqu'au frein; puis, d'un seul coup, tenant les deux lambeaux réunis, je coupe le frein que j'emporte avec eux. »

Cette nouvelle modification dans l'opération du phimosis, indiquée par M. Ricord, n'est autre chose, ainsi que nous l'avons dit, que l'orlatomie des Hébreux mise au niveau de la chirurgie moderne. Mais l'éminent professeur ne s'est pas tenu longtemps à ce mode opératoire, qui ne lui paraissait pas exempt de reproche; il l'a bientôt abandonné en faveur du procédé avec la pince fenêtrée dite « de Ricord », laquelle pince a pour but : 1° de maintenir au même niveau les deux surfaces muqueuse et cutanée du prépuce; 2° de servir de conducteur aux aiguilles enfilées de fil à ligature qui percent cette membrane de part en part à travers les branches fenêtrées de la pince. Les fils à ligature une fois placés, on enlève d'un trait de bistouri, et au ras de l'instrument, la portion du prépuce qui dépasse les branches de la pince, que l'on ôte aussitôt. Ce temps de l'opération terminé, on procède à la section des fils, que l'on divise au centre du limbe circulaire, où ils apparaissent après l'éloignement de la pince, afin de pouvoir réunir par la ligature les deux lames, c'est-à-dire la lame cutanée et la lame muqueuse du prépuce, et favoriser ainsi la prompte cicatrisation de la plaie.

Ce mode opératoire fut encore modifié par le célèbre chirurgien de l'hôpital du Midi de la façon suivante. Après avoir saisi avec la pince à pansement la portion du prépuce à retrancher, il la perce de part en part, du sommet vers la base du gland, avec une grosse aiguille ou stylet, afin de maintenir au même niveau les deux surfaces du prépuce, peau et muqueuse. Il fait ensuite la section de cette peau entre l'aiguille et la pince, puis il réunit les deux feuillets de la peau et de la muqueuse, au moyen de serres-fines, dont le nombre varie suivant le cas de huit à douze et plus. Les serres-fines sont laissées de quinze à vingt-quatre heures au plus, ensuite on doit les ôter. La cicatrisation est presque complète si tout a été fait méthodiquement, *lege artis*.

Vidal (de Cassis), dans son *Traité de pathologie externe et de médecine opératoire*, décrit trois différents procédés ; nous n'en indiquerons que le troisième, auquel l'auteur s'est définitivement arrêté. Le voici :

« Un aide saisit la racine de la verge entre l'index

et le médius de la main droite et tire la peau du côté du pubis. Le chirurgien exerce une traction en avant sur le prépuce à l'aide de deux pinces à disséquer; l'une saisit le limbe (muqueuse et peau) du côté du frein et est confiée à l'aide, qui la tient de la main gauche ; l'autre est appliquée sur le limbe encore, mais vis-à-vis de l'autre, vers le dos de la verge; elle est tenue par la main de l'opérateur.

« Avec la main droite, celui-ci applique alors la pince à pression continue, sorte de pince à pansement à branches entrecroisées, munie au dedans des mors de pointes destinées à fixer les parties, à empêcher le glissement de la muqueuse. Cette pince est appliquée obliquement dans la même direction que la coupe naturelle du gland ; elle doit embrasser beaucoup plus de parties du côté du dos de la verge que vers le frein. Les deux autres petites pinces sont alors retirées, et le chirurgien procède à la section du prépuce. Elle s'opère au moyen de forts ciseaux droits, comme ceux du bec-de-lièvre; ils agissent entre la pince et le gland, dans la même direction que la couronne de celui-ci. Si l'on coupait au-dessus des pinces, on laisserait une zone du prépuce mâchée, et la réunion manquerait, comme cela arrive à ceux qui ne veulent pas couper au-dessous, dans la crainte de blesser le gland, ce qui est de toute impossibilité quand il n'y a pas d'adhérence entre lui et le prépuce. La circoncision est opérée d'un seul trait, la coupe est oblique et le frein se trouve conservé. On a enlevé un lambeau, et gland étant ainsi découvert, on procède au temps principal de l'opération, à la réunion de la plaie. C'est à la régularité, à la précision de la réunion de la muqueuse à la peau qu'on devra la promptitude, la sûreté du résultat; c'est le temps de l'application des serres-fines, celui qui est peut-être négligé en général. »

Vidal (de Cassis) insiste beaucoup, ainsi qu'on vient de le voir, sur le choix des serres-fines et leur mode d'application.

Nous nous plaisons à croire que Vidal exagère quelque peu dans cette circonstance l'action des serres-fines. Nous en avons bien des fois fait usage et nous rendons très-volontiers justice à cette miniature de petite pince à ressort, qui est un précieux auxiliaire dans les opérations; mais, nous le répétons, dans cette circonstance, Vidal a estimé un peu trop haut leur service.

D'ailleurs, actuellement, il n'y a guère de chirurgiens qui emploient la méthode indiquée par cet auteur, ce qui confirme pleinement ce que nous avons dit plus haut.

Quelques mots encore d'un traitement du phimosis sans bistouri ni ciseaux ou tout autre instrument tranchant, mode de traitement employé depuis quelque temps dans les hôpitaux de Paris. Nous voulons parler de la dilatation du limbe préputial.

Ce mode de traitement du phimosis, que quelques chirurgiens considèrent comme nouveau, a près d'un siècle et demi d'existence. C'est Laurent Heister, de Francfort-sur-le-Mein, qui l'a employé le premier, et qui en parle dans son ouvrage, *Institutiones chirurgicæ* (Amsterdam, 1750). Alors, comme à présent, l'inefficacité notoire de cette méthode a été constatée; elle est abandonnée depuis longtemps en Allemagne et elle aura bientôt le même sort en France, lorsque, par de nouvelles expériences, on aura appris les fâcheuses conséquences qu'entraîne ce traitement. Non-seulement on ne guérit pas les malades de leurs infirmités, mais encore on aggrave leur état, par la raison qu'il faut les soumettre à une seconde opération plus radicale.

Nous avons suivi historiquement le mouvement progressif de l'orlatomie depuis son origine jusqu'à nos jours. Nous avons fait passer sous les yeux du lecteur tous les moyens opératoires connus. Pour terminer, nous lui ferons connaître le procédé que nous avons pratiqué depuis plus de vingt-cinq ans et que nous croyons préférable aux autres, parce qu'il est plus sûr et plus simple pour l'opérateur, et surtout parce qu'il est plus avantageux pour le malade, en ce que l'opération est moins longue, moins douloureuse, et qu'en même temps la guérison s'obtient du quatrième au sixième jour au plus tard. Nous supposons seulement qu'avec le phimosis il n'existe pas de complication d'une cachexie quelconque, syphilitique ou autre. Voici notre procédé.

Premier temps. — L'individu à opérer étant couché sur le dos, les parties convenablement disposées, nous prenons la verge avec le pouce et l'index de la main gauche, repoussant la lame cutanée vers la racine du pénis jusqu'à l'apparition de la surface muqueuse, au bord du limbe préputial, en la maintenant fermement.

Deuxième temps. — On saisit ensuite fortement avec le doigt indicateur et le pouce de la main droite le sommet du prépuce, en y appliquant l'instrument, dont nous donnons plus haut (p. 6) le dessin, et qui en un clin d'œil enlève le sommet du prépuce.

Aussitôt cette section faite, le limbe du prépuce, de

simple qu'il était, est divisé en deux lames, l'une cutanée, laquelle, aussitôt après la section, retombe jusque vers la base du gland, et l'autre muqueuse, qui reste collée contre le gland, dont on n'aperçoit le plus souvent que le sommet. Alors nous introduisons sous la lame muqueuse et sur le dos du gland une sonde cannelée, que nous poussons jusqu'au fond du cul-de-sac. Nous le faisons dans un double but, d'abord nous protégeons ainsi l'organe contre une blessure de l'instrument et ensuite la cannelure de la sonde sert de guide à la branche des ciseaux.

L'instrument introduit, nous fendons d'un trait la lame muqueuse. Cette section nous fournit deux lambeaux, que nous rabattons des deux côtés vers la base du gland, et nous cherchons à rapprocher et à maintenir les surfaces de la plaie. Ainsi disposée au moyen d'un pansement approprié à cet effet, la guérison s'opère du quatrième au sixième jour, au plus tard au huitième, lorsque surtout le phimosis est simple et sans complication.

Dans le cas où un traitement spécial devient nécessaire, le pansement de la plaie sera naturellement adapté aux circonstances, que le chirurgien seul est à même d'indiquer, suivant l'altération qui compliquera la phimosis.

N'ayant pas l'intention de traiter, pour le moment, cette question avec plus de détails, nous avons résolu de nous arrêter au traitement purement chirurgical du phimosis, que nous croyons avoir suffisamment décrit.

Paris. A. Parent, imprimeur de la Faculté de Médecine, rue Mr-le-Prince, 31.

Leçons sur les maladies du système nerveux faites à la Salpêtrière par le professeur CHARCOT, recueillies et publiées par le docteur BOURNEVILLE. 2 fascicules avec figures et planches coloriées. 5 fr.

Traité de l'immobilisation directe des fragments osseux dans les fractures, par le docteur BERENGER-FÉRAUD, médecin principal de la marine. 1 vol. in-8 avec figures dans le texte. 10 fr.

Traité des fractures non consolidées, ou pseudarthroses, par le docteur BERENGER-FÉRAUD. 1 vol in-8 avec figures dans le texte. 10 fr.

Traité des maladies de l'estomac, de W. BRINTON, traduit par le docteur RIANT, précédé d'une Introduction par le professeur LASÈGUE. 1 vol. in-8 avec figures dans le texte; le volume cartonné en toile. 7 fr.

Traité des maladies de l'oreille, par A. DE TROELTSCH, professeur à la Faculté de médecine de Würzbourg, traduit par les docteurs KUHN et LEVI. 1 vol. in-8 avec figures dans le texte; le vol. cart. en toile. 8 fr. 50

Leçons sur le traitement des maladies chroniques en général, et des affections de la peau en particulier, par l'emploi comparé des eaux minérales, de l'hydrothérapie et des moyens pharmaceutiques, professées à l'hôpital Saint-Louis par le docteur BAZIN, rédigées et publiées par E. MAUREL, interne des hôpitaux, revues par le professeur, 1 vol. in-8; cart. en toile. 8 fr.

Des paralysies des muscles moteurs de l'œil, par A. von GRAEFE, professeur d'ophthalmologie à l'Université de Berlin, traduit par A. SICHEL, revu par le professeur. 1 vol. in-8. 3 fr. 50

Traité clinique et pratique des maladies puerpérales suites de couches, par le docteur HERVIEUX, médecin de la Maternité de Paris. 1 fort volume in-8 avec figures dans le texte; le vol. cart. en toile. 16 fr.

Traité des maladies du fond de l'œil et atlas d'ophthalmoscopie, par L. DE WECKER et E. DE JAEGER. 1 vol. gr. in-8, accompagné d'un atlas de 29 planches en chromolithographie. 35 fr.

Comptes-rendus des séances et mémoires de la Société de biologie, tome XXIIIe de la collection. 1 vol. in-8 avec planches lithographiées et coloriées. 7 fr.

Paris. — Imp. A. Parent, rue Monsieur-le-Prince, 31

www.ingramcontent.com/pod-product-compliance
Ingram Content Group UK Ltd.
Pitfield, Milton Keynes, MK11 3LW, UK
UKHW020359250726
13967UKWH00005B/2371